OBSERVATIONS

SUR l'exercice et

LA SOBRIETÉ.

PAR MONSIEUR

L'ABBÉ DE St PIERRE.

et Mr. Astruc sur la machine apellée fauteuil de poste inventée par Mr. du Quet.

A PARIS;

Chez GONICHON.

M. DCC XXXV.

Avec Approbation & Permission.

OBSERVATIONS SUR LA SOBRIETÉ

ENTRE les divers moyens de conſerver la ſanté, le plus important, ſans comparaiſon, eſt celui que nous négligeons le plus d'acquérir, c'eſt l'habitude à la ſobriété, qui conſiſte à l'attention journaliere, à ne pas prendre plus de nourriture qu'il ne nous convient, par rapport à notre exercice corporel, & à notre tranſpiration.

Définition de la Sobrieté.

J'appelle ſobre celui, qui avec

le ſecours d'une crainte ſuffiſante des maladies & des douleurs, & d'un déſir vif des avantages de la ſanté parfaite, ſe trouve aſſez de force pour demeurer dans tous ſes repas ſur ſon appétit, qui ne prend point trop de nourriture, qui s'apperçoit aiſément des moindres effets de la nourriture exceſſive, & qui ſçait y remedier par un prompt & ſevere retranchement de nourriture.

Eclairciſſemens.

1°. Comme il y a divers dégrez de ſanté, il y a auſſi divers dégrez de ſobriété. Il faut quelquefois beaucoup de petits excez pour nous faire paſſer de l'état ſein aux plus petites incommoditez, mais nous avons l'avantage de pouvoir y remedier par l'abſtinence.

2°. Ceux qui ſe portent bien,

qui ne mangent pas trop par rapport à leurs exercices, mais qui ne font aucune reflexion ſur les divers dégrez de leur ſanté, peuvent être ſobres par machine, & avoir la ſobriété animale; tels ſont les enfans qui ſe portent bien, mais ils n'ont pas la ſobrieté raiſonnable, ils ne ſont pas ſobres par raiſon.

3°. Le retranchement eſt rarement exceſſif, & il eſt facile d'y remedier.

4°. Il y a trois ſortes d'excez de nourriture. Le premier n'eſt ſenſible qu'au bout de pluſieurs mois, parce que l'excez journalier eſt peu conſidérable.

5°. Le ſecond ſe fait ſentir au bout de quelques jours, quand l'excez eſt conſidérable chaque jour.

6°. Le troiſiéme ſe fait ſentir quelquefois après un ſeul repas, lorſque l'excez de nourriture a été trop conſidérable, & ſouvent à la ſuite de pluſieurs petits excez inſenſibles.

Effets de l'excez de nourriture.

1. Le trop de nourriture fait trop de ſang, & un ſang dont les parties ſont trop preſſées; les canaux étant trop plains de ſang reçoivent plus difficilement les parties d'air, que notre reſpiration tâche de faire entrer dans le ſang du poulmon.

2. Le ſang appauvri d'air, a beaucoup moins de reſſort & de chaleur, & fournit par conſéquent beaucoup moins d'eſprits animaux aux nerfs, car c'eſt la grande quantité des parties d'air qui forme une plus grande quantité d'eſprits animaux.

3. Quand le ſang eſt appauvri d'eſprits, l'on ſe ſent moins de force & de legereté.

4. Le ſang qui a moins d'eſprits & de reſſort coule bien moins facilement des petites arteres dans les petites veines, ſurtout dans les parties du corps, où il n'y a point ou peu de muſcles, comme il arrive dans les petits canaux des glandes, lorſqu'elles ne ſont pas aidées de compreſſions exterieures ſuffiſantes, comme ſont les glandes du cerveau, & du dedans du corps.

5. De là il ſuit que le ſang eſt bien plus diſpoſé à s'arrêter dans les petits canaux, & à y faire des obſtructions. Or on ſçait qu'un canal mou étant bouché, s'étend par les côtez, & ſe groſſit par le nouveau ſang que le cœur y pouſſe ſans ceſſe, & par conſéquent preſſe les petits canaux mous ſes voiſins, & les diſpoſe ainſi à ſe boucher eux-mêmes.

6. Le ſang arrêté longtems dans

un canal & privé d'air, se corrompt à la longue & devient du pus, alors c'est un abſcès qui corrode, & diſſout les membranes dont il est enveloppé.

7. Si ce pus coule dans le ſang, c'est un poiſon qui cauſe le friſſon, & puis le chaud de la fiévre.

8. Si cet abſcès interieur est trop abondant, c'est une fiévre continuelle, qui après avoir ôté toute ſorte de reſſort au ſang par un mouvement exceſſif, cauſe la mort.

9. Si ces abſcès ſe font dans la tête, ils cauſent l'interception des eſprits dans les nerfs, l'apoplexie, & la mort.

10. S'il y a dans le corps pluſieurs abſcès qui ſe ſuccedent & qui ſupurent dans les veines, en deux ou trois jours cela cauſe des fiévres intermittantes.

11. Comme le foye eſt la plus grande de toutes les glandes du corps, les obſtructions s'y font plus ſouvent en divers endroits.

12. Les autres glandes du bas ventre ſont auſſi fort ſujettes aux obſtructions, ſurtout dans les perſonnes ſédentaires, & qui ne font point d'exercice qui les faſſe reſpirer ſouvent & avec quelque effort, parce qu'alors le diafragme ne les preſſe pas aſſez fortement; & delà vient que l'éternuement eſt ſain, parce qu'alors le diafragme pouſſe, & preſſe violamment les glandes du bas-ventre, & fait ainſi circuler les liqueurs qu'elles contiennent.

13. Ces obſtructions cauſent les maux de tête ou migraines dans quelques-uns.

14. Elles cauſent les baillemens & les meſaizes interieurs de ceux qui ſe plaignent de vapeurs.

15. Cet excez de ſang appauvri d'air cauſe des obſtructions aux parties exterieures ; & quand elles ſe font là où il y a des filets de nerfs, elles font des abcès que l'on appelle cloux quand ils ſont petits ; & quand ils ſont grands, on les appelle entraxes.

16. Elles cauſent les fluxions, ou plûtôt les obſtructions ſur les yeux qui enflent, & par conſéquent rougiſſent.

17. Quand on a trop de ſang, & que le moindre froid empêche une partie de la tranſpiration, ce qui auroit pû tranſpirer refluë dans les petites veines : les gonfle trop, & les force à crever là où elles ſont les plus foibles, comme dans certaines parties de la reſpiration, & cauſent des rhumes ; & s'il ſe rompt quelques vénules vers les tandons & vers la peau, le ſang s'extravaſe, & fait

une tension dans les membranes, & cette tansion douloureuse s'appelle rhumatisme, & la goutte est une espece de rhumatisme.

Si on avoit moins mangé, le défaut d'une partie de la transpiration causé par le froid auroit à la verité fait refluer le sang; mais les vaisseaux n'étant pas trop pleins l'auroient contenu, & il n'y auroit eu ni rhume, ni rhumatisme, & c'est ainsi que l'excès de nourriture cause ces sortes de maux.

18. Les fluxions aux gencives qui sont de véritables obstructions, & les autres obstructions douloureuses viennent originairement d'un excès de nourriture par rapport au trop peu d'exercice corporel.

Celui qui est tout en sueur, & qui se réfroidit subitement, peut être saisi de l'obstruction de la pleurésie sans avoir pris trop de nourriture ; mais celui qui aura peu mangé, ni tombera ni facilement, ni si ordinairement que l'homme replet.

19. La plûpart des dévoyemens, viennent de ce qu'on appelle souvent indigestions ; car le chile préparé dans les intestins ne pouvant entrer dans les veines lactées qui sont trop pleines coule vers le rectum, y dissout les matieres fecales ; & par son activité, y cause des irritations & des coliques.

20. L'excès de nourriture est aussi une des causes des enflures des jambes, c'est une obstruction : mangez moins, il y aura moins d'enflure.

21. L'excès de nourriture est aussi une des causes de l'hydropisie, qui est une obstruction des vaisseaux linfatiques.

22. L'excès est aussi une des causes de la goutte, je dis une des causes, car quoique ce soit une obstruction, il peut y avoir diverses causes des obstructions.

23. L'excès de nourriture est la cause principale des hémorroïdes.

24. L'excès de nourriture diminuë l'esprit & la mémoire, par la diminution des esprits, ou des petites parties aëriennes, qui n'entrent pas en abondance suffisante dans le sang des poulmons.

25. Si l'on veut bien examiner la premiere origine de la plûpart des maladies dont meurent les jeunes & les vieux, on trouvera que c'est l'intemperance ou l'excès de nourriture soit fort sensible, ou depuis peu, soit insensible depuis plusieurs mois, ou depuis un ou deux ans. On trouvera que si on avoit fait quelque

fois des jeûnes de la moitié ou des deux tiers de ſa nourriture ordinaire, on auroit évité ces maladies mortelles.

26. Si on examine pourquoi certains enfans ſont ſi ſouvent malades & ſi difficiles â élever, on trouvera que c'eſt le plus ſouvent qu'ils mangent trop. Il faut leur donner quelque nourriture moins nourriſſante, & diminuer l'acidité des ſucs qui font ſentir la faim. Mais je ne parle pas de la ſobrieté qu'il faut faire obſerver aux enfans, je ne parle ici que de la ſobriété qu'il faut obſerver ſoi-même.

Ce ſeroit à un habile Médecin à bien peindre en Hiſtorien, en Phyſicien, & en Orateur exact tous les maux qui viennent de l'excès de nourriture.

Avantages de la sobrieté.

1. Vie très-longue : or combien une longue vie a d'avantages sur une vie fort courte.

2. Vie plus saine, moins de maladies, & moins aigues.

3. Moins de maux de douleur, moins longs & moins sensibles.

4. Une vie plus disposée à la gayeté, & à sentir les plaisirs innocens.

5. Une vie moins exposée aux excès des passions, & par conséquent moins injuste.

6. Une vie plus laborieuse pour l'utilité de sa Famille, de ses Amis, & de sa Patrie, & par conséquent plus bienfaisante, & plus digne du Paradis.

7. Les hommes conservent plus long-tems de la vigueur dans le corps & dans l'esprit, du courage dans l'ame, & les femmes

conservent plus longtems ce qu'elles prennent pour leur grand mérite, c'est-à-dire, tous leurs agrémens extérieurs; elles conservent plus long-tems leur santé, & du goût pour tous les plaisirs innocens, & surtout, pour les récompenses de la vertu.

Moyens d'acquerir l'habitude à la sobrieté.

Il sembleroit d'abord, vû les grands maux que cause l'intemperance, & les grands avantages que produit la sobriété, que les hommes devenant tous les jours plus prudens, tant par l'expérience des autres que par leur propre expérience, devroient avoir acquis depuis long-tems les moyens de connoître dans chaque repas ce qui suffit à leur bonne santé, & ce qui doit leur causer un peu de mal.

Il semble qu'attendu les considérations des maux qui suivent les excès de nourriture & les biens qui accompagnent la sobriété, nous devrions avoir acquis depuis long-tems une force suffisante pour résister au plaisir que nous sentons à manger souvent dans chaque repas un peu trop, & quelquefois beaucoup trop. Il y a même des hommes assez sots pour se piquer de manger plus que les autres, tel est notre penchant à chercher une sorte de Gloriole même dans l'intempérance.

Quoiqu'il en soit, il n'est que trop vrai qu'il y a peu de personnes sobres, même parmi les vieillards tels que je suis. Ainsi c'est en partie pour ma propre utilité, aussi-bien que pour l'utilité des autres que je me suis mis à écrire ces Observations.

PREMIER MOYEN.

Lire plus souvent les considerations sur la sobrieté.

Il est certain que pour contre-balancer l'effort que fait sur notre ame le désir du plaisir presque présent de manger & de boire avec quelque excès, il faudroit exciter alors en nous d'un côté une certaine crainte nouvelle des grands maux que causent ces petits excès réïterez ; & de l'autre, un nouveau desir des grands avantages de la sobriété.

Il est bien vrai que si nous avions dans ce moment un souvenir vif & bien pressant de ces maux & de ces biens, la seule crainte des maux suffiroit pour nous tenir dans la sobriété. Tel est le souvenir vif & pressant de la douleur d'un gouteux qui ne fait que sortir des douleurs de la goute. Vous l'invitez en vain de boire d'excellent vin de Champagne, le souvenir de la douleur passée est encore trop vif & trop présent à son esprit : il est sobre alors pour la seule crainte de la douleur.

De là il suit que c'est une pratique utile, surtout pour les jours que l'on doit dîner chez les autres, de relire le chapitre des maux que causent les plus petites intemperances réïterées.

SECOND MOYEN.

Experience d'une Semaine saine.

Pour connoître bien distinctement l'état de santé le plus parfait, il seroit à propos de remarquer comment l'on se trouve dans une semaine, où l'on croit avoir jeûné un peu trop tous les jours, ou avoir pris chaque jour un peu trop peu de nourriture, & comparer cet état avec celui où l'on croiroit avoir mangé un peu trop durant tous les jours d'une autre ſemaine.

De là on pourroit conclure à peu près de quel côté il vaut mieux pancher.

TROISIE'ME MOYEN.

Manger ſouvent ſeul.

Il eſt certain que pour avoir plus de facilité à réſiſter au deſir de trop manger, c'eſt de ſe lever de table quand on croit avoir aſſez pris de nourriture. Ainſi il eſt à propos de manger ſouvent ſeul, & de ne faire qu'un repas; car alors il n'y a chaque jour qu'une occaſion de manger trop.

Il eſt vrai que l'on peut manger un peu plus en compagnie,

ſans manger trop, parce que le plaiſir qui réſulte de la compagnie aide à la digeſtion, & à la tranſpiration.

OBJECTION I.

J'ai remarqué en liſant Leſſius & Cornaro, que parmi les avantages qu'ils attribuent à la ſobriété, ils appuyent tous deux particulierement ſur l'humeur gaye, ce qui ſeroit effectivement un très grand avantage pour le bonheur du total de la vie; & à dire la vérité, j'ai remarqué ſouvent que les jours où je mange le moins, je me trouve non-ſeulement plus de netteté & de pénétration d'eſprit, mais encore plus de gayeté dans l'humeur; mais cependant on obſerve, que les gens renommez pour aimer la table, & qui prennent ſouvent une nourriture exceſſive, paſſent pour être plus joyeux.

REPONSE.

1. Il eſt vrai qu'ils ſont plus joyeux à table, mais hors de là, ils ſont abattus, péſans & de mauvaiſe humeur.

2. Ils ſont beaucoup plus ſujets à divers incommoditez, gouttes, graveles, coliques, hémorroïdes, ce qui gâte bien la vie & l'humeur.

3. Ilsne ſontgueres bons qu'à table, ils ne ſongent point à ſe bien acquitter des emplois publics, ils neſont preſque d'aucun ſecours ni pour leurs familles, ni pour leurs amis. Or ces pourceaux d'Epicure quand ils ont de l'eſprit ſont fort mépriſans, & dans le fond, fort mépriſables.

OBJECTION II.

Il y a une infinité de perſonnes qui ſe portent bien ſans ſonger à obſerver aucune regle de ſobriété, ni à faire un exercice ſuffiſant pour faciliter la tranſpiration. Donc toutes ces attentions ſont inutiles.

REʼPONSE.

1. La conſéquence n'eſt pas juſte pour tout le monde.

2. Il n'eſt pas vrai qu'ils ſe portent toujours bien toute leur vie. Or qu'ils examinent les premieres cauſes de leurs maladies, ils trouveront preſque toujours que c'eſt ou l'excès de nourriture, ou défaut d'exercice ſuffiſant, & le défaut de tranſpiration ſuffiſante qui en ſont les cauſes.

3. Que l'on examine bien la conduite de ceux qui ſont rarement incommodez, & l'on trouvera que ſans y penſer ils ſont ſobres, & qu'ils font ſans y penſer un exercice ſuffiſant.

4. Après tout, ces conseils ne sont destinez que pour ceux qui veulent diminuer le nombre de leurs maladies, & se conserver long-tems dans une santé parfaite; & c'est même pour leur aider à y mieux réüssir que j'ai fait imaginer & executer la Machine appellée *Fauteüil de Poste.*

FAUTEUIL DE POSTE.

Machine pour guérir, & pour éloigner les maladies que causent l'excès de nourriture. La vie trop sédentaire, & le défaut de transpiration suffisante.

Feu M. Chiraq grand Médecin, & beaucoup d'autres habiles Médecin, ont observé que le mouvement que reçoit le corps dans une Chaise de Poste qui roule rapidemment sur le pavé durant plu-

plusieurs jours, peut être regardé comme un excellent remede, & contre beaucoup de maux qu'on attribue à la mélancolie, aux vapeurs, à la bille, & aux obstructions du foye, de la ratte, & des autre glandes du bas ventre.

Ces maux ne viennent effectivement la plûpart que des obstructions & des embarras qui arrivent dans les glandes & autres parties des visceres.

Ces obstructions arrivent plus souvent à ceux dont le sang est trop épais & appauvri des parties d'air qui font les esprits animaux, & qui augmentent le ressort du sang.

Or, 1°. les obstructions des petits canaux des glandes se dissipent souvent par les secousses, & par les trémoussemens rapides que cause la Chaise de Poste à tout le corps qui communique nécessairement à ces glandes.

2.. Ces secousses subites & continues obligent la poitrine à respirer plus fortement & plus fréquemment, & à faire passer plus d'air dans le sang.

3. Elles causent encore un effet salutaire ; c'est une plus abondante transpiration du trop plein de notre sang, ce qui fait que le corps ne retient des parties de la nourriture, que celles qui lui sont nécessaires pour réparer les forces perdues, & l'on sçait que ce trop plein de sang & des autres liqueurs étant retenu dans le corps, doit causer tantôt des fievres, & tantôt des rumes, des rumatismes, des fluxions sur les yeux, & sur differentes parties du corps.

Ces effets des obstructions des glandes des visceres arrivent plus souvent à ceux qui prennent plus de nourriture, & qui ſont moins d'exercice qu'il ne convient à leur ſanté, & ceux-là ſont en grand nombre, ſurtout dans les Villes.

Mais comme le remede de la Chaiſe de Poſte eſt cher, & encore plus ambarraſſant, j'ai penſé que l'on pourroit y ſuppléer par un Fauteuil affermi ſur un chaſſis, qui cauſeroit ces ſecouſſes fortes, vives & fréquentes.

On pourra diminuer ou augmenter la viteſſe & la force des ſecouſſes de la Machine, ſoit en faiſant diminuer ou augmenter la viteſſe de l'action de celui qui fait tourner la premiere rouë, ſoit en éloignant ou en approchant le Fauteüil du pivot, qui ſert de centre de mouvement au chaſſis mobile de la Machine, & cela ſelon que le malade le demandera & même un Carreau de plume ſur le Fauteüil diminuera auſſi la force du trémouſſement.

Il faudroit, je crois, que cette Machine fut en plein air dans un Jardin en Eté, ou dans une grande Sale en Hyver, mais toujours dans un air renouvellé, & temperé par le feu.

Ce ſont les gens riches & ſédentaires qui ſont les plus ſujets à ces obſtructions; & à ce défaut de reſpiration & de tranſpiration ſuffiſante, quelques-uns d'entr'eux pourroient avoir de pareilles Machines chez eux, tant pour eux que pour leurs amis, mais les Apoticaires & les Chirurgiens en auroient auſſi pour le public.

Les perſonnes ſaines pourroient s'en ſervir pour ſuppléer à l'exercice qu'ils ne ſçauroient faire pour conſerver leur dégré de ſanté, les autres pour éviter les ſaignées de plénitude. Ce remede augmenteroit leur reſpiration & leur tranſpiration, & les malades pourroient recouvrer ainſi, les uns promptement, les autres peu à peu leur ſanté.

Pour la ſimple conſervation de la ſanté contre les maux menaçans, il ſuffira à la plûpart d'uſer de cette Machine deux ou trois jours d'une ſemaine, durant deux ou trois heures; mais à l'égard des malades, comme il y a des maladies plus ou moins opiniâtres, les unes pourront ſe guérir en deux ou trois jours par un trémouſſement rapide de quatre ou cinq heures par jour; les autres ne pourront ſentir de ſoulagemens fort ſenſibles qu'en un plus long eſpace, & par des ſecouſſes moins fortes & moins vives.

Il pourroit bien arriver que ce remede ou ce préſervatif ſeroit ſalutaire pour un beaucoup plus grand nombre de maux que l'on ne s'imagine, parce que les cauſes les plus générales de nos maladies & de nos indiſpoſitions viennent, ou du défaut de tranſpiration ſuffiſante, ou des obſtructions des glandes petites & grandes qui ſont dans le corps : obſtructions que nous ne ſçaurions diſſiper que par des ſecouſſes ſemblables à celles que donne, ou l'amble d'un Cheval, ou ces voitures de loüages qui vont vite, & qui ſont un peu rudes.

Il y a des gens, qui pour leur ſanté ont beſoin d'aller à la Chaſſe, & ſe trouvent mal dans les lieux où ils ne ſçauroient chaſſer. Or cet exercice de cette ſorte de Poſte pourroit ſuppléer à ce défaut de chaſſe.

Il y a des perſonnes, ou infirmes ou âgées, ou convaleſcentes, qui n'ont pas la force de marcher aſſez longtems, pour faire un exercice ſuffiſant pour leur ſanté. Or la Machine y ſuppléera , ils ne dépenſeront dans cet exercice aucune partie de leurs force , ce qui eſt très-important.

Il y a des perſonnes qu'il eſt difficile de ſaigner par précaution ſans riſquer de les eſtropier ; il y a des femmes qui ſurtout en certain tems , ont beſoin de l'effet de la ſaignée. Or cet exercice joint à la diette, peut y ſuppléer ſans aucun danger.

La goute & tout rumatiſme eſt une obſtruction dans les parties tandineuſes & membraneuſes ; ſes accès viennent , ou faute d'éxercice ſuffiſant, ou faute d'aſſez d'air dans le ſang , & de reſpiration aſſez fréquente , & aſſez forte pour mettre dans le ſang aſſez d'air , & aſſez de reſſort pour faciliter la circulation des liqueurs dans les petits canaux des extremitez. Or en uſant quelquefois de cet exercice, les gouteux auront moins de ces accès, moins longs, & moins douloureux.

Je crois bien que dans les pays fort chauds, comme entre les Tropiques, cette machine ſeroit moins utile à cauſe de la grande tranſpiration; mais par une raiſon contraire, elle doit être néceſſaire dans les pays froids, où l'on mange plus que dans les pays chauds, & où la tranſpiration n'eſt pas quelquefois aſſez abondante.

Il pourroit bien être que la raiſon pour laquelle les habitans des pays froids ſont plus laborieux que ceux des pays chaux, c'eſt que faute de tranſpiration ſuffiſante, ils ſentent une inquiétude corporelle, qui les porte à une ſorte d'action qui aide leur tranſpiration.

Cette Machine seroit nécessaire dans les Communautez Religieuses, surtout pour les gens d'étude qui n'ont point d'exercice corporel suffisant.

Comme cette Machine fera moins de bruit qu'une Chaise de Poste sur le pavé, un Ministre indisposé assis sur ce Fauteüil pourra facilement se faire lire les Lettres, les Placets, les Mémoires, ou s'en faire rendre compte par ses Commis, & leur dicter les réponses & les autres dépêches. Il remettra ainsi un dégré de mouvement & de circulation nécessaire à son sang & à ses autres liqueurs, que le repos excessif de sa Chaise lui auroit peu à peu fait perdre. D'ailleurs le grand âge des bons Ministres ne leur laisse pas souvent assez de force, ni le ministere assez de loisir pour aider la transpiration par la promenade à pied ou à Cheval. Or la Machine suppléera avantageusement ou au manque de force, ou au défaut de loisir, & fera ainsi durer la vigueur du corps & de l'esprit dans les Ministres âgez, & les rendra plus longtems plus sains, & par conséquent plus utiles à leur patrie.

La machine outre le mouvement horizontale de droite à gauche, a encore un mouvement vertical de haut en bas, de la tête aux pieds. On pourra faire mouvoir la machine par un poids comme celui qui fait tourner la broche, & suspendre même ce poids dans une chambre voisine. Il est vraisemblable que la Machine se perfectionnera de jour en jour, tant pour la santé que pour la commodité.

Mais pour bien conduire ce remede, il faut surtout dans les commancemens un Médecin habile, qui puisse en observer exactement les differens effets, prolonger, ou diminuer, ou partager la durée du mouvement par jour, prescrire les plus grandes ou les plus petites secousses, le régime journalier, l'heure de l'exercice le matin à jeun, & le soir avant le souper, &c. car les meilleurs remedes pris à contre-tems, loin d'être salutaires deviennent nuisibles.

On dit que les Anglois sont plus sujets que les François à tout ce qui peut être attribué aux obstructions qui causent la mélancolie, parce qu'ils sont mangeurs encore plus excessifs de viande que les François. Aussi ce fut un Anglois mélancolique que feu M. Chiraq, à ce qu'il m'a dit, guérit à Montpellier par le mouvement de la Chaise de Poste qu'il lui conseilla.

Il n'avoit pas imaginé qu'il fut possible d'executer une Machine qui pût faire les mêmes effets encore plus sains & plus commodes que ceux que peut causer la Chaise de Poste, c'est qu'il ne faisoit pas attention à ce que peut un excellent Ingénieur Machiniste, tel qu'est M. du Quet, qui a volontiers entrepris d'inventer la Machine, & de la faire executer, de maniere qu'elle puisse facilement être démontée, transportée, & remontée. Il m'en a déja fait voir un premier Essai, qui m'est garant du succès de son entreprise.

Extrait du Mercure de Décembre 1734.

Nous avons vû le 31 de ce mois le premier *Fauteüil de Poste*. Ce Fauteüil se met à trois endroits differens, l'un vers le bout, là où le chaſſis mobile qui ſoutient le Fauteüil eſt appuyé ſur un pivot au centre de ſon mouvement, c'eſt là que le Fauteüil & le trémouſſement eſt le moins fort.

En faiſant couler le Fauteüil un pied de plus vers le milieu de ce chaſſis, on ſent le trémouſſement ſenſiblement plus fort, & lorſque le Fauteüil eſt à un pied plus près de la circonférence de l'arc de ſon mouvement, le trémouſſement eſt encore plus fort.

A l'égard de la promptitude du trémouſſement, cela dépend du plus de viteſſe avec laquelle on fait tourner la rouë qui tient à la manivelle.

Quelques-uns des Spectateurs euſſent voulu que le grand mouvement eut été encore plus fort, c'eſt-à-dire, au point où il leur eut cauſé un peu de douleur, ſurquoi il y a plusieurs choses à remarquer.

La premiere, qu'il seroit fort aisé de les satisfaire, car il n'y auroit qu'à prolonger ce chassis mobile de quelques pouces, ce qui est très-facile.

La seconde, c'est que plusieurs des Spectateurs ont trouvé que le mouvement au dernier dégré, leur causoit déja cette douleur que les autres n'y sentoient point encore.

La troisiéme, c'est que ceux qui ont été dans le Fauteüil mis au dernier dégré, n'y ont pas été plus d'une minutte, au lieu qu'il faudroit y avoir demeuré au moins une heure, ou soixante fois plus long-tems, pour voir si au bout de ce tems là, ils n'auroient point senti cette douleur qu'ils cherchent plutôt par une curiosité inutile que pour quelque utilité.

La quatriéme, c'est que le but de l'usage de cette Machine est, ou pour conserver la santé, ou pour guérir de quelque maladie ou incommodité. Or personne n'a imaginé qu'une minute de trémoussement puisse operer un effet sensible sur des personnes qui se portent bien, tels qu'étoient tous les Spectateurs, ni même operer un soulagement sensible en si peu de tems dans ceux qui se portent mal.

De là il suit que pour être en état de juger, s'il faut augmenter ou diminuer la force du mouvement, ou en augmenter ou en diminuer la vitesse, soit pour operer la guérison, soit pour la conservation de la santé & pour faciliter la transpiration, il faudra diverses expériences de plusieurs heures, & même de plusieurs jours, observées par les Médecins & par les Malades mêmes; & par ceux qui ont de l'attention à leur ſanté ; car juſques-là, on ne ſçauroit faire que des jugemens fort incertains, & alors il vaut mieux demeurer dans le doute, & ſuſpendre ſon jugement.

Obſervations de M. Aſtruc, Profeſſeur de Medecine au College Royal, ſur la Machine appellée Fauteüil de Poſte.

Les regles qu'on doit ſe propoſer pour la conſervation de la ſanté, ſe réduiſent (a) à deux points principaux, l'un de ſe nourrir ſobrement, & l'autre de faire un exercice convenable.

La ſobrieté eſt le moyen le plus sûr de conſerver la ſanté, parce que l'eſtomach, à meſure

(*a*) Sanitatis ſtudium eſt non ſatiari cibis & impigrum eſſe ad labores. *Hippocrates. Epidem. lib. 6. Sect. 4. textu. 22.*

qu'il reçoit peu d'alimens, eſt mieux en état de les bien digerer. Par ce moyen, il paſſe dans le ſang moins de chile ; mais celui qui y paſſe eſt mieux préparé, ce qui fait que le ſang qui le reçoit, a plus de facilité de le changer en ſang ; & ce qui n'eſt pas moins important, il a auſſi plus de facilité de le changer en ſang d'une meilleure qualité.

D'un autre côté, l'exercice procure des (a) avantages qui ne ſont gueres moindres que la ſobrieté : il briſe & atténuë le ſang ; & les differentes humeurs que le ſang fournit, il les pouſſe, & les fait couler dans leurs canaux.

[*a*] Oportet ſanum hominem..... frequenter ſe ſe exercere ſi quidem ignavia corpus hebetat labor firmat : illa, maturam ſenectutem, hic, longam adoleſcentiam reddit. *Celſus. lib.* 1. *cap.* 1.

(a) Il augmente & facilite toutes les évacuation sensibles & insensibles (b) de la transpiration. Enfin il fortifie le ressort des fibres de toutes les parties du corps ; & par tous ces differens moyens réünis, il corrige les épaississemens du sang & des humeurs, & il sert à les faire circuler plus librement, & à en prévenir les engorgemens & les obstructions qui sont les causes les plus ordinaires des maladies.

Comme ces deux moyens de conserver la santé tendent au mê-

[*b*] Motus preparat corpora ad excretionem excrementorum sensibilium & insensibilium. *Ibid.* §. 10. *Sanctorius de Medicinâ staticâ.*

[*a*) Exercitio corpora leviora fiunt, omnes enim partes præcipuæ musculi, & ligamenta mota ab excrementis purgantur. Perspirabilo ad exhalationem preparatur, & spiritus tenuiores fiunt. *Sanctorius de Medicinâ staticâ. Sect.* 5. §. 9.

me but, & procurent à peu près les mêmes avantages, ils peuvent dans le besoin, se suppléer l'un l'autre. La sobrieté, lorsqu'elle est rigoureuse, dispense de l'exercice, & l'exercice lorsqu'il est fort grand, donne (a) la liberté d'être moins éxact sur les regles de la sobrieté. Mais le parti le plus sage est d'éviter toute sorte d'excez sur l'un & sur l'autre article, c'est-à-dire, qu'il faut se nourrir raisonnablement, & faire en même tems un exercice moderé.

Il est difficile de fixer des regles certaines sur ces deux points, parce qu'ils varient dans chaque sujet

(a) Qui comedit, nisi etiam laboribus utatur sanus esse non potest. Cibi enim & labores adversas in se facultates mutuo tamen ad sanitatem conferentes obtinent. Labores enim ea quæ adsunt consumere solent. Cibi vero & potiones ea quæ vacuata sunt explent. *Hippocr. lib.* 1. *de victus ratione.*

fuivant l'âge, le temperamment, les forces, &c. mais chacun doit fur cela s'éxaminer de bonne foi, & fe regler fur fa propre expérience. C'eft à cet égard que l'Empereur Tibere difoit que dès qu'on étoit parvenu à l'âge de raifon, chacun devoit être fon propre Médecin.

Il faut convenir, 1°. Que l'exercice n'eft jamais plus falutaire que quand on le fait en plein air, parce qu'on joint alors aux avantages qu'il procure ceux qu'on doit attendre d'un air pur, & pour ainfi dire d'un air neuf. 2°. Qu'entre les differens exercices qu'on peut faire en plein air, les plus utiles font ceux qui agitent, ébranlent, fecouent, & compriment fucceffivement & à plufieurs reprifes les differentes parties du corps, furtout celles du bas-ventre, qui font les plus fujetes à s'engorger.

Ces deux raiſons ont obligé les Médecins à donner la préférence à (a) la promenade à pied, à (b) la promenade à cheval, à (c) la promenade en caleche ou en caroſſe, &c. Les Auteurs recommandent de faire ces promenades ſur un terrain uni pour s'y accoutumer, ſurtout quand on eſt foible ou convaleſcent ; mais ils conſeillent de préférer enſuite un terrain inégal comme eſt le pavé, afin de rendre les ſecouſſes

(*a*) Deambulatio retentas partes ſolvit, thoracem purgat, facilem reddit anhelitum, ventriculum firmat, ſenſus organa roborat, animum remittit, omnemque perturbantem affectionem explicat. *Ex galeno. lib. 2. de diatâ.*

(*b*) Equitatio non tantum corpus ſed ſenſus omnes exercet. *Ex eodem lib. 2. de ſanitate tuendâ.*

(*c*) Geſtatio in lecticâ leviſſima eſt. . . . . propterea ægris, & ſenibus conducit. *Galenus lib. 1. de ſanitate tuendâ. Cap. 7.*

Geſtatio vehiculo acrior eſt. *Celſus lib. 2, Cap. 15.*

plus fréquentes , plus vives , & pour ainsi dire , plus brusques.

Malheureusement il n'est pas toûjours en notre pouvoir de faire ces sortes d'exercices. La foiblesse du temperamment ou les occupations en interdisent l'usage à beaucoup de gens. Ceux même qui ont la force & le loisir nécessaire, ne sçauroient en profiter pour faire de pareils exercices dans le grand froid, ni dans le grand chaud.

Il faut donc avoir recours dans ces cas qui sont fréquens , à des exercices d'une autre espece qu'on puisse faire à couvert , & quelquefois même , à des exercices qu'on puisse faire dans sa chambre, lorsque les affaires ou l'état de la santé ne permettent pas d'en sortir , & c'est à cette occasion qu'on a cherché à imaginer des machines propres à secoüer le corps, & capables par ce moyen de ſuppléer à l'exercice du Cheval ou du Caroſſe.

Les Auteurs (a) qui ont traité de la Gimnaſtique des Anciens, ont obſervé que les Médecins avoient accoutumé de recommander l'uſage de pluſieurs Machines de cette eſpece, ſoit pour la conſervation de la ſanté, ſoit pour le ſoulagement des maladies.

1. L'Eſcarpolette connuë autrefois ſous le nom de (b) Petaurum ou Doſcelle, dont il paroît par quelques paſſages des anciens Auteurs, qu'on ſe ſervoit ſouvent par principe de ſanté.

(*a*) Gonterius *de ſanitate tuendâ. lib.* 15. Mercurialis *de arte Gimnaſticâ. lib.* 3 *&* 6.

(*b*) An magis obl. ctant animum jactata Petauro.
Corpora quique ſolent rectum deſcendere funem. *Juven. ſat.* 14.

2. Les lits mobiles en forme de berceau, connus dans les ouvrages des Anciens sous le nom de Cunæ. (a) Oribaſe premier Médecin de l'Empereur Julien, nous en a laiſſé la deſcription, en nous aſſurant qu'ils avoient été employez longtems avant lui par pluſieurs autres Médecins comme Antyllus, Celſe, Aëtius, &c.

3. Les lits ſuſpendus par les quatre angles, *Lecti penſiles*. Hipocrate (b) avoit parlé d'une Machine approchante dont il recommande l'uſage; mais l'invention de ces lits ſuſpendus doit être rapportée

(*a*) Oribaſius. *lib.* 6 *collectionum.*
Celſus *lib.* 2. *cap.* 15. *uni. inquit. pedi lecti.*

Fulmentum ſubjiciendum eſt atque ita lectus
Huc & illuc manu impellendus.

Galenus *lib.* 2. *de ſanitate tuendâ cap.* 11.
Aëtius. *lib.* 3. *cap.* 9.

(*b*) Penſiles geſtationes ex vehiculis utiles. *Hippocr. lib.* 2. *de morbis mulier.*

tée à Asclepiade de Prusse, qui faisoit la Médecine à Rome avec éclat du tems de Pompée le Grand. Pline de qui nous tenons ce fait, (a) nous apprend en même tems que cette invention acquit à ce Médecin une très-grande réputation (b) Celse, & (c) Galien qui ont vêcu depuis, en ont approuvé l'usage.

Un ancien Médecin appellé Herodotus, croyoit cet exercice si utile, qu'il voulut qu'on l'employât chaque jour pendant tout le tems qu'on auroit mis à faire en Litiere le chemin de quarante stades, c'est-à-dire,

(*a*) Asclepiades suspendit lectulos quorum jactatu....... morbos extenuaret. *Plin. histor. natur lib. 26. cap. 3.*

(*b*) Si nihil horum est suspendi lectus debet & moveri. *Celsus lib 2. cap 15.*

(*c*) Galenus. *Lib. 2. de sanitate tuendâ. Cap. 11.*

d'environ une lieuë & demie.

4. Cœlius Aurelianus celebre Médecin du quatriéme siécle, (a) fait mention d'une autre Machine plus composée, employée de son tems pour faire faire de l'exercice, qu'il appelle Macron Sparson, ou instrumentum rapsorium, mais dont il n'a donné aucune description, quoiqu'il en désigne suffisamment l'usage.

5. Enfin, je ne sçai si l'on doit ajoûter ici les differens moyens que Bernard de Gordon (b) Professeur fameux de la Faculté de Montpellier dans

(*a*) Cœlius Aurelianus. *Lib.* 3. *cap.* 6.

(*b*) Bernardus Gordonius. *In lib. de conservatione vitæ humanæ. Cap.* 8. *de speciebus exercitiorum.*

Prælati autem oportet quod habeant alios modos, in Camera enim debet esse una grossa chorda vid. infra nodosa suspensa, & tunc illa chorda ac-

le treiziéme ſiécle, propoſa pour faire faire de l'exercice dans la chambre aux perſonnes qui y ſont retenuës par leurs affaires. Quelques-uns de ces moyens paroîtront peut-être pueriles ; mais ils prouvent du moins, de quelle importance ce Médecin croyoit qu'il étoit, de tâcher de ſuppléer en quelque façon que ce fut à l'exercice

cipitur cum manibus duabus, & homo debet ſtare erectus ita quod non tangat terram, & ſic longo tempore ſaltabit cum illâ chordâ currendo quantum poterit, hinc & inde ſe volvendo & deambulando. Vel ſi non placet ſibi iſte lectus habeat lapidem de trigenta libris in quo ſit annulus, & portet frequenter ab unâ parte uſque aliam, vel teneat ſuperius in aëre longo tempore antequam deponat, vel portét ad collum ſuum ; vel intra manus &, ita de aliis modis donec incipiat fatigari, vel teneat baculum in manu & quod alter auferat ſibi ſi poteſt trahendo, vel quod auferat denarium à manu ſuâ clauſâ. Et dicit Galenus quod aliquis accipiat

qu'on n'avoit pas la commodité de faire d'une maniere plus utile.

Lessius, ce pieux & sçavant Jesuite qui a vêcu si longtems, il y a 140. ans dans son Traité des Moyens de conserver la santé chap. 5. cite les paroles d'Hyppocrate : *Pour se bien porter, il faut toujours demeurer sur son appetit, & faire quelque exercice.*

» On ne peut pas disconve-

pellem uvæ & quod ponat in capite indicis, & quod alter teneat manum clausam & quod videat si cum illo digito poterit pugnum aperire. Alter modus est quod duo sedeant in terra pedibus contra pedes, & quod teneant ambo baculum unum, & quod postea videant uter illorum poterit alterum elevare.

Paul d'Egine Médecin du cinquiéme siecle, avoit donné les mêmes conseils avant Gordon, comme, *per funem manibus apprehensum scandere & duos summis manibus concertare.*

Voyez Pauli Æginetæ operum *Lib.* 1. *cap.* 17. *de exercitationum generibus.*

» nir, ajoûte Lessius, que les
» exercices du corps qui ne passent point de justes bornes,
» & qui se font à propos, ne
» soient utiles, & même nécessaires; mais la plûpart de ceux
» qui vivent sobrement, & qui
» ne s'appliquent qu'aux choses
» de l'esprit, n'ont pas besoin
» d'exercice de longue haleine,
» & qui d'ailleurs, consumeroient trop de tems. Ils peuvent se contenter d'un quart
» d'heure, ou de demie heure
» d'une sorte d'exercice, qu'on
» peut prendre avant le repas
» sans sortir de sa chambre, &
» qui est en usage chez les personnes les plus graves, même
» chez quantité de Cardinaux,
» & qui n'a rien d'indigne d'eux,
» Il se fait de deux manieres,
» l'une à prendre dans chaque

» main des poids d'une livre ; » ou d'une livre & demie chacun, & de se secoüer les bras » de toutes sortes de sens, comme si l'on combattoit en l'air. » L'autre maniere consiste à » prendre des deux mains un » grand bâton, où il y ait à chaque bout une livre, ou une » livre & demie de plomb, & » laissant entre les deux mains » un intervale de quatre pieds, » se secoüer les bras comme on » vient de le dire.

CONCLUSION.

Ces exemples & ces citations doivent faire sentir l'utilité d'une Machine nouvellement inventée par M. Du Quet Ingénieur, sous le nom de *Fauteuil de Poste*, qui tend au même but, mais qui y tend d'une maniere infiniment plus simple & plus commode. On est exposé dans ce Fauteuil aux mêmes secousses qu'on éprouve dans une Chaise de Poste de devant en derriere, de droit à gauche, & de haut en bas; tantôt ces differens mouvemens se succedent de differentes façons, & tantôt ils concourent plusieurs à la fois. On peut à son gré les rendre plus brusques ou plus doux, plus prompts ou plus lents, plus violens ou plus foibles.

On peut donc par le moyen de cette Machine, dont la construction est simple, & le mouvement aisé, faire un exercice raisonnable sans sortir de sa chambre, & un exercice d'autant plus utile, qu'il réunit tous les avantages des exercices les plus vantez, surtout si la Machine est dans un air ouvert. Car d'ailleurs toutes les parties du corps, & surtout les visceres du bas-ventre se trouvent successivement exposez à des trémoussemens, des compressions, & des secousses fréquemment repetées, dont on peut regler la vivacité à son gré, qui sont assez brusques & assez promptes pour procurer les mêmes effets que la Chaise de Poste, qu'on peut varier à l'infini selon le besoin, & qu'on peut enfin se procurer avec facilité, à peu de frais, & sans se déranger du soin de ses affaires, ausquelles on peut vaquer dans le tems même qu'on est dans le Fauteuil.

Extrait du Mercure d'Avril 1735.

Avertissement.

M. Du Quet Auteur de la Machine, demeure rue de l'Arbresec au Vase d'or.

On voit le Mémoire sur l'utilité & l'usage de cette Machine dans le Mercure de France. Décembre 1734. 2. vol. pag. 2889.

Les malades qui voudront essayer chez eux l'effet de la Machine pendant quelques jours, donneront 3. liv. pour le premier jour, & 25 sols pour chacun des autres jours qu'ils la garderont.

On donne 12 sols pour voir la Machine, & pour en faire l'essai.

L'Auteur a trouvé le moyen

d'ajoûter aux nouvelles Machines qu'il a envoyées dans les Pays Etrangers, le mouvement vertical de haut en bas, au mouvement horizontale de droite à gauche, ce qui les rend beaucoup plus commodes & plus utiles à la santé.

FIN.

PRIVILEGE DU ROY.

LOUIS, par la grace de Dieu, Roi de France & de Navarre : A nos amez & feaux Conseillers les Gens tenans nos Cours de Parlement, Maîtres des Requêtes ordinaires de nôtre Hôtel, Grand-Conseil, Prevôt de Paris, Baillifs, Sénéchaux, leurs Lieutenans Civils, & autres nos Justiciers qu'il appartiendra : SALUT. Nôtre amé le Sieur *** Nous ayant fait supplier de lui accorder nos Lettres de permission pour l'impression d'un Livre intitulé : *Observations sur la Sobrieté par le sieur Abbé de St Pierre*, l'un de nos Académiciens de notre Académie Françoise, offrant pour cet effet de le faire imprimer en bon papier & en beaux caractéres, suivant la feuille imprimée & attachée pour modéle sous le contre-scel des présentes. Nous lui avons permis & permettons par ces présentes de faire imprimer ledit Livre ci-dessus spécifié, conjointement ou séparément, & autant de fois que bon lui semblera, & de le faire vendre & débiter par tout nôtre Royaume pendant le tems de trois années consécutives à compter du jour de la date desdites présentes; faisons défenses à tous Libraires, Imprimeurs, & autres personnes, de quelque qualité & condition qu'elles soient, d'en introduire d'impression étrangére dans aucun lieu de nôtre obéïssance, à la charge que ces présentes seront enregistrées tout au long sur le Registre de la Communauté des Libraires & Imprimeurs de Paris dans trois mois de la date d'icelles; que l'impression de ce Livre sera faite dans nôtre Royaume, & non ailleurs; & que l'impétrant se conformera en tout aux Réglemens de la Librairie, & notamment à celui du 10. Avril 1725. & qu'avant de l'exposer en vente, le manuscrit ou imprimé qui aura servi de copie à l'impression dudit Livre sera remis dans le même état où l'Approbation y aura été donnée ès mains de nôtre très-cher & féal Chevalier Garde des Sceaux de France le sieur Chauvelin; & qu'il en sera ensuite remis deux exemplaires dans nôtre Bibliothéque publique, un dans celle de nôtre Château du Louvre, & un dans celle de notre très-cher & féal Chevalier Garde des Sceaux de France le sieur Chauvelin, le tout à peine de nullité des présentes: du contenu desquelles vous mandons & enjoignons de faire joüir l'Exposant ou ses ayans cause, pleinement & paisiblement, sans souffrir qu'il leur soit fait aucun trouble ou empêchement. Voulons qu'à la copie desdites présentes, qui sera imprimée tout au long au commencement ou à la fin dudit Livre, foi soit ajoutée comme à l'original. Commandons au premier nôtre Huissier ou Sergent de faire pour l'exécution d'icelles tous Actes requis & nécessaires, sans demander autre permission, & nonobstant Clameur de Haro, Charte Normande, & Lettres à ce contraires. Car tel est nôtre plaisir. Donné à Versailles le seiziéme jour du mois de Juillet, l'an de grace 1735. & de nôtre Régne le vingtiéme. Par le Roi en son Conseil.

SAINSON.

Registré sur le Registre IX. de la Chambre Royale & Syndicale des Libraires & Imprimeurs de Paris, N. 123. fol. 123. conformément aux anciens Réglemens, qui fait défenses art. IV. à toutes personnes de quelque qualité & condition qu'elles soient, autres que les Libraires & Imprimeurs, de faire afficher aucuns Livres pour les vendre en leurs noms, soit qu'ils s'en disent les Auteurs ou autrement. A la charge de fournir les Exemplaires prescrits par ledit Reglement. A Paris le 18. Juillet 1735. G. MARTIN, Syndic.

www.ingramcontent.com/pod-product-compliance
Ingram Content Group UK Ltd.
Pitfield, Milton Keynes, MK11 3LW, UK
UKHW021007180726
13838UKWH00003B/1480

9 782329 40232